CONGRÈS INTERNATIONAL D'HYGIÈNE & DE DÉMOGRAPHIE

DE 1889

LA

CRÉMATION MICROBIENNE

GUERRE AUX MICROGERMES PATHOGÈNES

Par M. le Docteur VAN DEN CORPUT

PARIS

BIBLIOTHÈQUE DES *ANNALES ÉCONOMIQUES*

PLACE DE L'ÉCOLE-DE-MÉDECINE

4, rue Antoine-Dubois, 4

1889

LA

CRÉMATION MICROBIENNE

GUERRE AUX MICROGERMES PATHOGÈNES

Par M. le Docteur VAN DEN CORPUT

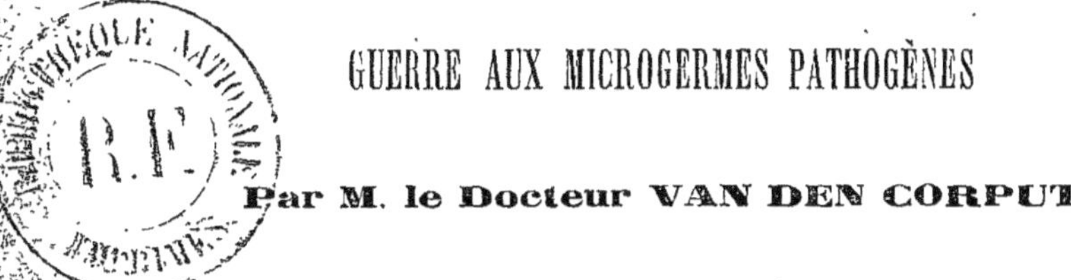

PARIS

PUBLICATIONS DES *ANNALES ÉCONOMIQUES*

G. RONGIER & Cie ÉDITEURS

PLACE DE L'ÉCOLE DE MÉDECINE

4, rue Antoine Dubois, 4

1889

LA CRÉMATION MICROBIENNE

GUERRE AUX MICROGERMES PATHOGÈNES

Par M. le Dr VAN DEN CORPUT

Dans la grande lutte de tous les êtres pour l'existence, la puissance germinative et la résistance à la destruction des parasites pathogènes est l'un des faits les plus frappants, l'un surtout de ceux qui appellent le plus sérieusement l'attention des hygiénistes. La résistance de ces germes est une conséquence même de leur simplicité de structure et de leur prolifération rapide, de même que leur nocivité pour l'homme est la conséquence naturelle de leur parasitisme ou plutôt de l'action infectieuse, toxique, qu'exercent les produits de leur évolution sur l'organisme qu'ils ont envahi.

Il est aujourd'hui avéré, et le remarquable rapport de MM. Grancher et Richard vient encore de confirmer le fait, que certains microphytes, particulièrement ceux des maladies infectieuses qui ont leur siège dans les intestins, peuvent rencontrer dans le sol des conditions favorables à leur pullulation où à leur conservation.

Si le microbe lui-même ne résiste pas toujours, les spores, pour quelques-uns d'entre eux, conservent, avec une tenacité désespérante, leurs propriétés infectieuses.

Dans les vastes champs mortuaires qui entourent les grandes villes, les caveaux funéraires, sinon le sol lui-même, deviennent des champs de culture pour certains germes infectieux. Des preuves nombreuses en ont été fournies par l'histoire des épidémies et se trouvent confirmées par les études bactérioscopiques modernes.

Les mêmes considérations que pour le sol sont applicables aux eaux ; celles des nappes superficielles, celles même des couches plus profondes peuvent être infectées de certains germes pathogènes de

naturé diverse. Chaque jour nous voyons la fièvre typhoïde, la dysen-
terie se propager par l'eau contaminée de certains puits. Dans nos
campagnes, l'eau des ruisseaux ou des fontaines, souillée par le débor-
dement des fosses à fumier, transporte souvent l'infection de proche
en proche à de grandes distances. Le choléra suit presque toujours le
cours des fleuves.

Les germes de la tuberculose et de la diphtérie, répandus dans
l'intérieur de nos habitations avec les crachats ou les produits d'ex-
pectoration, conservent leur puissance germinative avec opiniâtreté,
en se diffusant sous forme pulvérulente dans l'atmosphère.

De toutes parts nous sommes entourés de cultures occultes de parasites qui n'attendent pour se développer qu'un terrain propice que le
moindre concours de circonstances favorables suffit pour fertiliser.

Peut-être même pourrait-on soupçonner quelque chose d'analogue
pour le parasite encore à trouver, mais hautement probable, de la car-
cinose que nous voyons augmenter si rapidement de fréquence.

Les poussières soulevées du sol diffusent dans l'air que nous respi-
rons, déposent sur les aliments que nous ingérons, comme sur nous-
mêmes, les microorganismes qui nous environnent d'une armée
innombrable d'ennemis, d'autant plus perfides qu'ils sont plus imper-
ceptibles.

De quelque côté que nous nous tournions, partout nous voyons la
matière s'agiter dans le combat pour la vie, la cellule aux prises avec
d'autres cellules ; nous voyons l'homme surtout, l'agrégat cellulaire
jusqu'à ce jour le plus perfectionné, être en butte, sinon en lutte, avec
des légions de microbes.

Il y a donc urgence, la cause de tant de maladies, et des plus
funestes, étant aujourd'hui connue, de chercher à détruire radicalement,
à anéantir ces éléments si activement efficients de nuisance, que les
antiseptiques n'atteignent que d'une manière très imparfaite.

Or, nous savons d'une autre part, que c'est par les matières fécales,
pour les maladies infectieuses qui ont leur siège dans les intestins,
dans les expectorations, pour celles qui se développent dans les voies
respiratoires, c'est-à-dire en un mot, dans les déjections, que réside
le *propagulum* morbide de ces affections.

Il y a là des causes multiples d'un danger public permanent contre
lequel il est urgent de réagir.

La stérilisation des matières fécales dans les maladies infectieuses
intestinales, celle des matières expectorées dans les affections micro-
biennes des voies respiratoires présente donc une importance capitale.

Mais cette stérilisation est malheureusement beaucoup plus difficile à réaliser qu'on ne le croit communément. L'antisepsie, telle qu'elle est généralement pratiquée, est absolument impuissante pour la prophylaxie des maladies internes.

Elle n'est véritablement utile qu'en chirurgie. Le conseil d'hygiène de Paris a préconisé, pour neutraliser les germes excrémentitiels, une solution à 5 pour 100 de chlorure de zinc; en Autriche, après l'abandon du permanganate de potasse, on a eu recours à un mélange de sulfate de zinc, de phénol et d'eau chaude ; la Société de médecine publique de Belgique a recommandé les sulfates de fer et de zinc, mélangés à l'acide chlorhydrique.

Plus récemment, le professeur Uffelmann a fait en Allemagne des recherches sur la stérilisation des matières fécales et il est arrivé à ces conclusions que, si, à une partie de matières on ajoute même 8 parties d'eau bouillante, on n'obtient aucun résultat utile ; il a constaté de plus : 1° que les acides minéraux sulfurique et chlorhydrique, en solution à partie égale d'eau, ajoutés à une même quantité de fèces, ne détruit tout germe qu'en douze heures; 2° que le sublimé à 2 %, en solution acide, ajouté à quantité égale de matières, agit moins activement que les acides minéraux; 3° qu'un mélange à partie égale de potasse et d'eau vient après; et 4° qu'enfin, une solution à 5 % d'acide phénique, ajoutée à quantité égale de matières fécales ne tue les germes qu'après vingt-quatre heures.

D'une autre part, on a encore préconisé dans le même but l'emploi de la chaux vive, mais, indépendamment que son action, est également fort lente, elle a l'inconvénient de donner lieu à des dégagements d'ammoniaque et de n'être que superficielle.

Les appareils, tant fixes que mobiles, pour la stérilisation des germes par l'emploi de la vapeur surchauffée ou sous-pression sont tout aussi infidèles et d'une application domestique onéreuse ou compliquée.

Dans toutes ces tentatives, on constate, par la variété même des moyens comme par le grand nombre d'agents proposés, combien est grande la difficulté d'obtenir une stérilisation complète, laquelle exige le contact intime et prolongé, très rarement obtenu, du désinfectant avec les matières pathogènes.

De plus l'emploi de la plupart de ces agents présente certains dangers et, en réalité, aucun n'est d'une application pratique courante.

Aucun n'atteint par conséquent le but unique vers lequel doivent tendre tous les efforts de l'hygiène, la destruction radicale des germes pathogènes.

Un seul moyen nous est pour cela indiqué, c'est la crémation immédiate des déjections qui récèlent les germes morbifiques.

La destruction par le feu est, en effet, à la fois la plus expéditive, la plus sûre et certainement la plus simple.

Cette destruction, je la réalise, depuis bientôt dix ans que j'ai l'honneur de présider le comité de salubrité du Brabant, de la façon suivante :

Aussitôt que je suis prévenu, soit par l'autorité locale, soit par l'un des correspondants du comité, au moyen des bulletins sanitaires qui fonctionnent en Belgique, du développement d'une maladie infectieuse dans une localité rurale quelconque de la province, je prescris dans les instructions que je m'empresse d'adresser à l'autorité : 1° l'isolement aussi rigoureux que possible, 2° une large ventilation et une désinfection appropriée de l'habitation contaminée ; et 3° la destruction par le feu des déjections du malade ou des hardes souillées par celles-ci.

J'ai pu, presque toujours, et je dirai toujours, lorsque ces instructions étaient convenablement suivies, enrayer sur place les petites épidémies locales attaquées dans leurs foyers d'origine et prévenir généralement leur extension à d'autres communes. Voici maintenant, pour l'exécution pratique, comment je fais procéder à la destruction ignée des déjections.

Je recommande de recueillir ces matières dans une substance poreuse, facilement combustible, telle qu'une poignée de sciure de bois placée sur un chiffon de gros papier, un tourteau de tourbe dont la capacité d'absorption est considérable, ou, au besoin, un morceau de ces grossières étoffes de coton ou de chanvre brut qui servent chez nous à nettoyer les dalles.

Ces substances absorbantes, très peu coûteuses, sont préalablement humectées de quelques gouttes de phénol brut ou d'huile de goudron, liquide antiseptique que l'on se procure à vil prix dans toutes les usines à gaz.

Aussitôt que les déjections ont été reçues dans ces récipients absorbants improvisés, elles sont jetées dans un foyer quelconque, le foyer domestique, et y sont brûlées avec facilité, grâce à la matière ligneuse qui en constitue le support et à la présence de l'huile goudronneuse qui l'accompagne.

J'ai recours au même procédé pour la destruction immédiate des crachats tuberculeux et des expectorations diphtéritiques. Je crois utile encore de faire connaître un moyen fort simple et qui m'a paru éminemment efficace pour stériliser les germes pathogènes qui peuvent, étant déposés dans les fosses d'aisances, contaminer certains lieux publics, lorque règnent dans une localité des affections dysentériques ou typhiques, de même encore qu'à l'approche d'une épidémie cholérique.

Je recommande, en pareils cas, de répandre dans les fosses d'aisance de ces localités, dans celles, en particulier, des auberges, des hôtels ou des gares de chemins de fer, une certaine quantité de cette huile de goudron dont je parlais tout à l'heure. Cette huile, en s'étendant en couche mince à la surface des liquides de la fosse, y remplit l'office d'une sorte d'opercule autoclave, elle enferme et retient au passage les germes pathogènes qu'elle entoure en quelque façon d'une atmosphère stérilisante. Ce n'est, il est vrai, qu'un moyen palliatif, mais d'une application simple et efficace qui peut, en certains cas, prévenir la diffusion d'épidémies graves.

Lorsque, comme il arrive parfois, c'est l'eau d'un puits qui, dans une localité rurale, est accusée, ou seulement soupçonnée d'être la source d'une poussée épidémique, voici comment je procède :

En dehors de la visite minutieuse du puits par un maçon expert ou par un ouvrier compétent, je fais condamner le puits pendant trois ou quatre jours, pendant lesquels j'y fais jeter d'abord une certaine quantité de persulfate de fer préalablement dissous ; le lendemain j'y fais introduire une quantité proportionnelle de chaux vive. Il se produit du sulfate de chaux et de l'oxyde ferrique hydraté, qui, tous deux, se précipitent, entraînant avec eux, par *descensum*, les moindres traces organiques.

Par surcroît de précaution, je recommande encore de ne faire usage de l'eau qu'après l'avoir soumise à l'ébullition ; il ne reste plus qu'à l'aérer ensuite, pour obtenir de la sorte une eau parfaitement exempte de germes pathogènes.

Tels sont les moyens pratiques que je crois pouvoir préconiser, comme propres, dans l'état actuel de nos connaissances, à réaliser de la manière la plus simple ce desideratum si important : la destruction radicale des germes qui constituent les causes aussi insidieuses que redoutables des maladies les plus funestes à l'humanité.

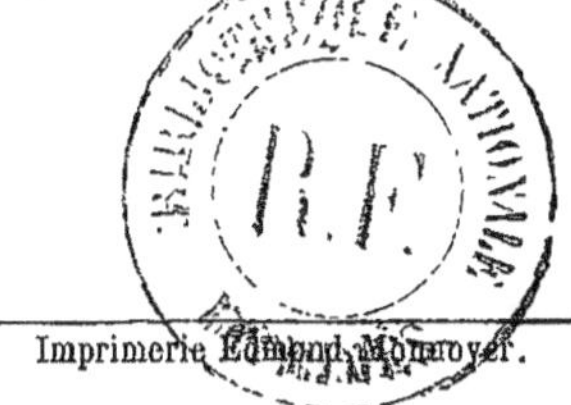

130

PUBLICATIONS DES « ANNALES ÉCONOMIQUES »

Congrès d'hygiène. 1 fort volume in-8 de 1200 pages........... 15 fr. »
Congrès d'assistance publique. 2 forts volumes in-8 de 700
    à 800 pages chacun..................................... 20 fr. »
Congrès des habitations à bon marché. 1 vol. de 200 pages. 4 fr. »
Congrès contre l'alcoolisme. 1 vol. in-8 de 100 à 150 pages.. 3 fr. »
Congrès colonial. 1 volume in-8 d'environ 320 pages........... 6 fr. »
Congrès des œuvres et institutions féminines.
Congrès des sciences géographiques. 3 forts volumes in-8.
**Congrès de l'intervention des pouvoirs publics dans le prix des
denrées.**
**Congrès de l'intervention des pouvoirs publics dans les condi-
tions du travail.**
**Congrès de l'intervention des pouvoirs publics dans l'émigration
et l'immigration.**
Congrès monétaire, 1 volume................................. 7 fr. 50
Congrès des comptables.................................... 3 fr. 50
Congrès de la propriété foncière......................... 3 fr. 50
Congrès de sauvetage.
La question monétaire en 1889, par Ad. Coste............. 3 fr. 50

Le TARIF des DOUANES FRANÇAISES et COLONIALES
Pour 1889

Le Tarif des Douanes Françaises et Coloniales contient les ren-
seignements fiscaux indispensables aux commerçants et aux industriels. Ce
volume de 400 pages peut, en raison de son format, être consulté commodé-
ment; la division par chapitres facilite les recherches ; il renferme l'indication
des taxes en vigueur, les règlements appliqués en France, en Algérie, en
Corse, en Tunisie, dans les colonies françaises et les pays protégés.

La Direction des *Annales Économiques* en publie une édition revue et
corrigée tous les ans.

Prix........... 3 fr. 50

LES SCIENCES BIOLOGIQUES EN 1889
MÉDECINE, HYGIÈNE, ANTHROPOLOGIE, SCIENCES NATURELLES, ETC.
Publiées sous la direction de ;

MM. Charcot, Léon Colin, V. Cornil, Duclaux, Dujardin-Beaumetz, Gariel,
Marey, Mathias-Duval, Planchon, Topinard, Trélat, Dr H. Labonne et
Egasse, secrétaires de la rédaction.

DEUXIÈME LIVRAISON

Sommaire de la 2ᵉ livraison : Chimie médicale et biologique, par Ed. Egasse.— L'Anthro-
pologie à l'Exposition de 1889, par le Dr Paul Topinard — Les Races exotiques à Paris,
les Angolais (avec photogravures), par J. Deniker. — Les Eaux minérales en France
avant 1789, et de 1789 à nos jours, par Barthe de Sandfort. — Etudes microbiologiques.
Morphologie générale des bactéries, avec de nombreuses figures, par le Dr H. Dubief. —
Coup d'œil historique sur les idées dominantes en zoologie, depuis l'antiquité jusqu'à nos
jours, par le Dr H. Labonne. — Considérations sur l'hygiène infantile ancienne et moderne
(avec un grand nombre de figures), par les Drs Auvard et Pingat.

Cette publication formera un magnifique volume in-8 grand jésus, imprimé
à deux colonnes, de plus de 1000 pages, orné d'un nombre considérable de gra-
vures dans le texte; elle paraîtra par livraisons bimensuelles de 32 pages.

Prix de la livraison.................. 1 fr. 25

L'ouvrage complet formera de 25 à 30 livraisons; on peut s'inscrire dès
maintenant au prix de **30 francs.**

Le prix de l'ouvrage complet sera augmenté, pour les non-souscripteurs,
après l'achèvement de la publication.

Adresser les demandes : A M. le Directeur de la *Librairie scientifique et
Économique,* 4, rue Antoine-Dubois. PARIS.

LES ANNALES ÉCONOMIQUES

5e ANNÉE — TOME X

La Revue paraît le 5 et le 20 de chaque mois

CONDITIONS D'ABONNEMENT

Paris: Un an, **20** fr.; Départements: Un an, **22** fr.; Étranger: Un an, **24** fr.
Prix du numéro, 1 fr. 50

Les Abonnements partent du 5 de chaque mois

On s'abonne sans frais dans tous les Bureaux de poste de France et de l'Union postale.

Ce Recueil est honoré de Souscriptions des Ministères du Commerce et de l'Industrie, de l'Agriculture, de la Marine et des Colonies, du Conseil municipal de Paris, des Grandes Administrations de l'État et des Principales Écoles de commerce de France et de l'Étranger ; il figure également dans les Grandes Bibliothèques et dans les Cercles.

Armand MASSIP, *Directeur-Gérant ;*
Émile BERR, membre de la Société d'économie politique, *Rédact. en chef.*
Louis MAGNÉ, *Secrétaire de la Rédaction.*

COMITÉ DE RÉDACTION :

MM.

BARBE, député; BARBEY, ✳, sénateur; Léon BOURGEOIS ✳, BURDEAU, ✳, député; E. CHABRIER, O ✳, administrateur de la Compagnie générale transatlantique; G. COMPAYRE, ✳, Paul DESCHANEL, député ; Léon DONNAT, O ✳, membre du Conseil municipal de Paris; Eugène ETIENNE, Félix FAURE, ✳, députés; Fernand FAURE; FOURNIER de FLAIX, publiciste; GERVILLE-REACHE, député; ISAAC, sénateur; JAMAIS, député; JAURES; JOURDAN, ✳, directeur de l'Ecole des Hautes Etudes commerciales; DE LANESSAN et A. PRADON, députés; Arthur RAFFA-LOVICH, O ✳, publiciste; Jules RUEFF, ✳, armateur; SABATIER; Yves GUYOT, député ; E. LEVASSEUR, membre de l'Institut.

CORRESPONDANTS ÉTRANGERS :

MM.

V. MATAJA, professeur à l'Université de Vienne (Autriche); Van HOUTEN, membre de la deuxième chambre des Etats Généraux de la Haye ; J. WEILLER, ingénieur aux charbonnages de Mariemont et Bascoup (Belgique).

Les Annales Économiques contiennent:
Des études inédites émanant des écrivains les plus autorisés, sur toutes les questions d'économie politique et sociale ;
Une analyse et un commentaire des principaux articles de revues, de journaux et de documents officiels ayant trait à l'économie politique ;
Une revue générale de tous les faits économiques de la France et de l'Etranger;
Une chronique du mouvement financier : Budgets, Banques d'État, Établissements de crédit, Emissions, Chemins de fer, Affaires industrielles;
Une revue des Livres, des Congrès, des Sociétés et des Conférences.
Les Annales Économiques paraissent en livraisons de 100 pages ; elles forment donc un volume de 1,200 pages, chaque semestre.
Grâce au prix très modique de l'abonnement, elles constituent le plus avantageux des ouvrages de vulgarisation économique qui ait été créé jusqu'ici.

RÉDACTION ET ADMINISTRATION :
Place de l'École-de-Médecine, 4, rue Antoine-Dubois, PARIS

Le Mans. — Typographie Edmond Monnoyer.